Joseph Grasset

Les Vaccinations

Essai

ISBN : 978-1981595235

10 9 8 7 6 5 4 3 2 1

Joseph Grasset

Les Vaccinations

Essai

Table de Matières

Introduction

Sans nier les acquisitions importantes de la médecine contemporaine pour le *traitement* des maladies, il est certain que beaucoup plus grandes, saisissantes et socialement utiles sont les conquêtes récentes dans l'art de *prévenir* les maladies.

Que de progrès réalisés : au point de vue chirurgical, pour prévenir la douleur, l'hémorragie et l'infection, ces terribles complications de l'intervention opératoire ; — au point de vue médical, pour prévenir soit les maladies que l'homme se donne à lui-même, comme les maladies professionnelles (plomb, mercure...) ou les intoxications voulues (alcool, tabac...), soit les maladies qui, disaient les anciens, nous viennent de Dieu, comme les maladies infectieuses (fièvre typhoïde, choléra, paludisme, peste...) dont on connaît mieux et dont par suite on peut mieux combattre les agents producteurs (microbes et toxines) et propagateurs (air, eau, moustiques, rats...)

Dans cette grande œuvre de prophylaxie, de défense et de préservation sociales contre les maladies infectieuses, qui est de plus en plus l'œuvre médicale par excellence, il y a un chapitre, qui prend tous les jours une importance plus grande et mérite de plus en plus de fixer et de retenir l'attention du grand public : c'est celui des *vaccinations*.

Ce mot ne désigne plus seulement aujourd'hui la vaccination jennérienne contre la variole, qui a déjà sauvé tant d'existences et qui doit faire complètement disparaître du monde une maladie qui, au XVIIIe siècle encore, inspirait autant de terreur que la peste ou la lèpre ; ce mot désigne tout un ensemble de moyens propres à nous garantir d'un grand nombre de maladies infectieuses comme la rage, la diphtérie, le charbon, la peste... et, d'après les derniers travaux, la fièvre typhoïde, qui fait tant de ravages chez nos jeunes gens et enlève au pays, tous les ans, tant de forces vives et fécondes.

C'est à l'Ecole française, à Pasteur et à ses élèves, qu'est due la *création* de ce chapitre des vaccinations, chapitre qui est désormais essentiellement scientifique et rationnel dans son point de départ comme dans ses applications à la clinique humaine de tous les jours.

Ce qui caractérise ce procédé de défense de l'organisme et le différencie des autres procédés, antérieurement connus, c'est que, dans les autres moyens de prophylaxie, on agit hors de l'organisme (sur les vecteurs de l'agent infectieux ou sur l'agent infectieux lui-même), tandis que, dans la vaccination, on s'adresse à l'organisme de l'homme que l'on veut préserver : on lui inocule un vaccin, virus atténué ou antagoniste, qui provoque l'organisme humain à se mettre en état de défense, qui l'*immunise*, comme disent les médecins, qui l'empêche d'accueillir et de cultiver ultérieurement ce microbe, qui empêche l'homme de devenir malade *de cette maladie* ; car à chaque maladie correspond un vaccin différent, qui ne préserve l'homme que de cette maladie particulière : chaque vaccin est *spécifique*.

Section I

Les premiers essais d'immunisation préventive ou de vaccination contre les maladies infectieuses ont été inspirés par ce fait, constaté depuis bien longtemps par les médecins, que certaines maladies confèrent, à ceux qui en sont atteints, l'immunité ultérieure pour cette même maladie : ainsi, il est tout à fait exceptionnel que le même sujet ait, comme Louis XV,[1] la variole deux fois ; il est très rare que le même sujet ait la diphtérie deux fois ; il est peu fréquent que le même sujet ait la fièvre typhoïde deux fois…

En d'autres termes, avec des différences d'intensité et de durée très nettes suivant les espèces morbides, un grand nombre de maladies infectieuses développent, chez le sujet qui en est atteint, un état de défense victorieuse contre les atteintes ultérieures de la même maladie.

De cette constatation naquit naturellement la pensée que, pour préserver un homme des atteintes ultérieures d'une variole grave, peut-être même mortelle, on devait lui inoculer ce virus varioleux, quand on pensait pouvoir se le procurer au cours d'une épidémie bénigne, chez un malade peu gravement atteint et l'inoculer à un sujet bien portant, en bon état actuel de défense personnelle. Voilà

---

1 Il est bien établi que Louis XV a eu la petite vérole en 1728 et en 1774, malgré le mot cruel du supérieur île Saint-Sulpice : « Il n'y a rien de petit chez les grands. » (Docteur Cabanes.)

l'origine de la *variolisation* ou inoculation préventive de la variole aux sujets sains pour les préserver d'une variole grave ultérieure. La variole fut, dans les siècles passés, « la plus redoutable et la plus redoutée des maladies populaires, » tuant un très grand nombre (jusqu'à 70 pour 100) de malades et défigurant ceux qui guérissaient.

« Las de lutter inutilement contre ce redoutable ennemi, dit Kelsch, l'homme conçut le projet de le combattre par lui-même. Longtemps avant l'inoculation, la tendresse des mères exposait les enfans à la contagion dans les temps où la variole se montrait bénigne pour en conjurer les atteintes dans les années où domineraient ses formes graves... » La variolisation, aussi vieille que la variole elle-même, était en usage aux temps les plus anciens « dans l'Extrême-Asie, chez les Chinois et les Indiens, et sur le continent africain, notamment dans l'Ethiopie, dans la Nubie et la Barbarie. Il paraît que cette pratique était également très ancienne dans la Géorgie et la Caucasie, où se recrutent les harems de Perse, de Turquie et d'Egypte. C'est moins la tendresse maternelle que le trafic, qui s'y fait de la beauté, qui y suggéra cette hardie méthode. »

A la fin du XVIIe siècle, la variolisation passe en Thessalie, puis à Constantinople, d'où lady Wortkley Montague, témoin des heureux résultats qu'elle donnait au milieu de la colonie grecque des Fanariotes, fit inoculer son fils par une vieille Thessalienne, qui, possédant le monopole de la variolisation, avait, dit-on, variolé ainsi quatre mille enfants.

Lady Montague importa la méthode en Angleterre, vers 1720 ; elle fit inoculer sa fille à Londres ; et la variolisation se répandit dans les pays de langue anglaise, malgré une vive opposition des théologiens et aussi des médecins, qui voyaient d'ailleurs les cas de mort se multiplier d'une manière effrayante après l'emploi de cette pratique, tombée le plus souvent aux mains des charlatans.

En France, l'importation de la variolisation est liée au nom de Tronchin, le médecin de Genève, élève de Boerhaave et ami de Voltaire. A ce moment, — au milieu du XVIIIe siècle, — la variole jetait la terreur partout. En fait, personne ne paraissait à l'abri des coups de la terrible maladie : Louis XV en est atteint en 1728 et guérit, sans remède mais non sans médecin. Le Dauphin en guérit en 1752, mais après force saignées. La Duchesse d'Orléans l'a à son tour en 1754, une année où « le ravage de cette maladie est surprenant. » En 1723, la petite vérole est « mêlée de pourpre, » désole toutes les familles ; il meurt « une infinité de monde. » En 1731, la maladie « continue de tomber sur les gens de qualité ; » elle tue l'évêque de Périgueux, le duc de Rochechouart. La duchesse de Bourbon, qui en est atteinte, « a déjà été saignée sept fois du pied : les médecins ont la rage pour faire ainsi saigner et ils n'en démordent pas. » Aussi, dit le Journal de Barbier, quand le duc de Chartres en est atteint, à Saint-Cloud, l'année suivante, « on en a exclu les médecins et il est parfaitement hors d'affaire. »

C'est alors, au milieu de ce désarroi médical et de ce découragement général, après la mort d'une inoculée, Mlle Châtelain, que le Duc d'Orléans fit, en 1756, appeler Tronchin pour inoculer ses deux enfants : le Duc de Chartres et Mlle de Montpensier. Le docteur Rondelet a raconté récemment toutes les résistances que le Duc d'Orléans eut à vaincre pour faire faire cette opération par Tronchin : depuis le Roi jusqu'à la Duchesse d'Orléans elle-même, l'opposition était générale.

Le 10 avril, la *Gazette de France* annonça l'heureuse issue de l'opération : comme après une victoire sur l'étranger, « ce fut un enthousiasme délirant ; la duchesse ayant paru à l'Opéra avec ses deux enfants, des applaudissements et des acclamations sans fin l'accueillent, comme si les deux princes avaient échappé miraculeusement à la mort. Tronchin est, dès lors, célébré comme un sauveur ; on se presse sur son passage, on enregistre ses moindres gestes. Les poètes portent aux nues l'exploit qu'il vient d'accomplir... c'est à qui pourra l'approcher... Les carrosses encombrent la rue où il habite, à ce point que la circulation en est interrompue... Mme de Villeroi attend la première place vacante pour être inoculée, mande Voltaire à la comtesse de Lutzembourg. Les enfants de M. de La Rochefoucauld, du maréchal de Belle-Isle disputent à qui passera l'un avant l'autre. Tronchin, dit un chroniqueur, a plus de vogue que la Duchapt, une marchande de modes qu'on s'arrache. » Les insuccès des autres médecins ne décourageaient pas cet enthousiasme. « Une jeune fille fort riche, écrivait Voltaire à Mme de Fontaine, a été inoculée ici et est morte. Le lendemain, vingt femmes se sont fait inoculer par Tronchin et se portent bien. » Tronchin est ensuite appelé auprès du duc de Parme, à qui la variole avait enlevé sa femme, fille de Louis XV, et sa fille l'archiduchesse Marie-Elisabeth.

La Faculté se réservait et acceptait des thèses contre (1773) et pour (1755) les inoculateurs. Mais, au nombre des médecins adversaires de la variolisation, il y avait, dit Kelsch, « les noms les plus célèbres de l'époque : Bouvart, Astruc, Baron, de l'Epine… ; » et, en 1763, le Parlement défendit « de pratiquer l'inoculation dans l'enceinte des villes et des faubourgs qui étaient du ressort de la Cour. » A la Cour de France, il fallut la mort de Louis XV (1774) pour que la variolisation fût acceptée. (Docteur Rondelet.)

En fait, ce procédé de préservation de la variole était extrêmement dangereux. Certes, on réduisait ces dangers au minimum en préparant bien les sujets à inoculer, comme faisait Tronchin : pour le fils du duc de Parme, il tint le prince en observation et le soigna pendant une semaine entière avant de faire l'inoculation. D'autre part, on choisissait, pour l'inoculer, le virus d'un cas bénin, pendant une épidémie peu maligne. — Mais on sait très bien que le virus varioleux du cas le plus bénin est le même que celui de la variole hémorragique la plus grave. On pourrait donc donner une variole mortelle, avec un virus inoffensif en apparence, à un sujet bien portant qui n'aurait peut-être jamais eu la variole dans sa vie.

D'autre part, la variolisation constituait un danger public. « Elle a été funeste à la santé, dit Kelsch, en renouvelant incessamment l'agent infectieux et en favorisant sa propagation. Tout inoculé constituait un danger pour son entourage ; beaucoup devenaient des centres actifs de rayonnement de la maladie. Les sources du virus variolique se trouvaient ainsi multipliées à l'infini et demeuraient ouvertes en permanence. Aux épidémies, qui continuaient à revenir périodiquement comme dans le passé, par le jeu des influences générales, l'inoculation ajoutait les atteintes accidentelles, les foyers d'explosion locales, grâce auxquels la variole devenait véritablement endémique et permanente en Europe. »

La variolisation était donc une méthode rationnelle ; elle a rendu des services et a diminué la mortalité par la variole ; mais elle était dangereuse, et ne pouvait pas être généralisée. Ce procédé n'assurait la prophylaxie de la variole ni chez l'individu, ni dans la société : ce qu'a fait la vaccine de Jenner.

Section II

Dérivée d'une observation empirique et populaire, la découverte de la *vaccine* par Jenner (1796-1798) est vraiment une œuvre scientifique, fruit de vingt ans de travail d'un médecin de génie. Jenner était, dit Surmont, un des propagateurs de la variolisation dans le Glocestershire, où il exerçait la médecine à Berkley, son pays natal. Dans le Comté, une tradition populaire voulait que les individus chargés du soin des vaches fussent épargnés par la variole. Aux Indes, dit Kelseh, cette notion parait être aussi ancienne que la variolisation.[1]

Ces vachers, réfractaires à la variole, avaient présenté antérieurement, sur les mains, des pustules analogues à celles de la petite vérole et ils avaient contracté ces pustules en soignant des vaches atteintes d'une maladie spéciale, le cowpox, *caractérisée par le développement de pustules sur les trayons.*

Jenner confirma d'abord scientifiquement le fait, vaguement établi par la tradition : il vit que la variolisation, tentée chez les vachers, échouait. Donc le cowpox paraissait être la variole de la vache et, accidentellement inoculé à l'homme, il le préservait de la variole, naturelle ou provoquée.

Puis Jenner complète cette démonstration en inoculant lui-même le cowpox à des sujets sains et démontre que la variolisation échoue ensuite sur les sujets ainsi inoculés.

Enfin, — et c'est le troisième temps de sa démonstration et de sa découverte — il montre que le virus des pustules, développées chez l'homme inoculé avec le cowpox, peut à son tour être inoculé à un autre homme et lui conférer l'immunité pour la variolisation et par suite pour la variole.

1 Vers 1780, Rabaut Pomier, pasteur protestant à Marsillargues près de Lunel, apprit que les bouviers qui contractaient la *picote* des vaches en les trayant étaient préservés de la petite vérole. Il parla de ce fait à un médecin anglais Pew, qui venait passer l'hiver à Montpellier : « Celui-ci promit de faire part de cette communication, dès qu'il serait de retour en Angleterre, au docteur Jenner, son intime ami et qui s'occupait beaucoup de ce sujet. » (Docteur Rondelet.)

Ainsi, le cowpox est transmissible de la vache à l'homme et transmissible ensuite de l'homme à l'homme et, dans les deux cas, il immunise l'homme inoculé, qui peut alors être variolisé ou s'exposer à la contagion variolique sans réaliser la variole, même atténuée.

Pour la première vaccination d'homme à homme, le 14 mai 1796, Jenner prit du vaccin sur la main d'une jeune vachère, Sarah Nelmes, infectée par la vache de son maître, et l'inséra, par deux incisions superficielles, au bras de James Phipps, gros garçon de huit ans. Cela réussit parfaitement et le vaccin de cet enfant servit à vacciner plusieurs autres enfants. James Phipps, soumis deux mois plus tard à l'inoculation de la variole, y fut réfractaire. La preuve était faite (Lorain). En 1798, Jenner fit passer le vaccin successivement à travers cinq générations, sans que la force immunisante en eût été affaiblie. C'est là, comme dit très bien Kelsch, le fait capital dans l'œuvre de Jenner.

Ce grand médecin, en effet, n'a point découvert la vertu préservative qui se cache dans le cowpox. Cette notion appartenait au peuple, à qui il l'a empruntée. Mais si, pour arracher aux vaches leur secret, il a été guidé par les notions empiriques du milieu où il vivait, il n'en a pas été de même dans la réalisation de la deuxième partie de son œuvre, celle-là entièrement personnelle, où il démontra que le virus du cowpox, reproduit par le corps de l'homme, possède les mêmes vertus préservatrices que celui qui est fourni par l'animal.

La découverte de Jenner, « contrôlée et vérifiée sur tous les points de l'Angleterre, y suscita un enthousiasme immense. Par une fortune rare, le grand médecin goûta de son vivant les honneurs qui ne sont généralement accordés aux novateurs qu'après leur mort. » Il connut cependant les déboires, eut des détracteurs irréductibles et vit naître la première ligue antivaccinale ; le corps médical de Londres fit une opposition violente[1] ; le Parlement s'en émut et confia, en 1806, au collège des médecins de Londres « la mission de soumettre à un examen minutieux tous les argumens

---

1 Est-ce dans ces événements que Flaubert a trouvé l'idée de sa tragédie *Jenner ou la découverte de la vaccine*, qu'il voulait écrire avec Bouilhet et Maxime du Camp et dont il n'a achevé qu'un acte sur cinq (en vers) ? — Voyez René Dumesnil, *Mercure de France*, 1912.

produits pour ou contre la vaccine. Cette docte compagnie donna, en 1807, une réponse qui réduisait à néant tous les arguments que l'opposition avait fait valoir contre la découverte de Jenner, qu'elle proclama un des plus grands bienfaits de l'humanité. »

La vaccine se répand alors dans toute l'Europe et on nourrit l'espoir de l'extinction prochaine de la variole. Cet espoir était prématuré. Les épidémies, qui se multiplièrent de 1820 à 1840, ébranlèrent la foi du public dans la vaccine. Mais celle-ci sortit victorieuse de cette nouvelle épreuve, fortifiée même de cette démonstration scientifique, alors acquise, que l'immunité vaccinale n'est que temporaire et qu'il faut compléter la vaccination par la *revaccination*.

En même temps, on remplaçait la vaccination jennérienne (d'homme à homme) par la vaccination animale, ce qui supprime le danger de transmission de maladies contagieuses par la vaccination de bras à bras, et ce qui remédie à l'insuffisance des ressources vaccinales ordinaires : on cultive donc d'une manière continue le vaccin originel, cowpox ou horsepox, sur les animaux de l'espèce bovine et on utilise, pour la prophylaxie humaine, le virus ainsi obtenu.

Actuellement, la question est définitivement jugée : devant la vaccination et la revaccination, la variole a partout reculé : « au XVIIIe siècle, la variole frappait en Europe 95 pour 100 des habitants ; aujourd'hui, elle compte 5 pour 100 de victimes (Kelsch). Voici, d'après Sacquépée, les chiffres de la mortalité variolique, avant et après ta vaccination, par année et par million d'habitants :

	Avant la vaccination	Après la vaccination
En Suède	1774-1801 2050	1810-1850 158
A Berlin	1781-1805 3 422	1810-1850 176
A Copenhague	1751-1800 3 128	1801-1850 286

C'est Napoléon Ier qui, d'après Goldschmitt, aurait le mérite d'avoir prescrit, le premier, en 1805, que « tous les soldats qui n'avaient pas eu la variole, fussent vaccinés. » L'année suivante, le prince de Piombino et Lucca (principauté régie par la princesse Elisa Bonaparte, sœur de Napoléon Ier) promulgue un édit, bien remarquable, qui prescrit la déclaration obligatoire de la variole, la vaccination obligatoire, des sanctions pénales rigoureuses contre les délinquants et « une promesse de gratification de cent francs à quiconque prouvera qu'il a eu la variole après avoir été vacciné ! » En 1807, la vaccination obligatoire était décrétée en Bavière, dont le roi, Maximilien-Joseph, était alors le beau-père d'Eugène de Beauharnais, vice-roi d'Italie. Goldschmitt retrouve dans tous ces faits l'heureuse influence de Napoléon Ier, qui aurait déclaré la vaccination obligatoire en France en 1809 ou 1810 et qui fit vacciner le Roi de Rome en 1811. C'est Napoléon Ier qui serait donc « le promoteur de l'obligation vaccinale. L'idée première de cette législation protectrice appartiendrait donc à la France, qui fut pourtant une des dernières nations à s'y rallier. »

En 1828, les médecins de Strasbourg, Lauth, Foderé et Goupil adressent au gouvernement une pétition pour l'engager à instituer en France l'obligation de la vaccine et élaborent un projet de loi, « qui, dit Kelsch, aurait pu passer presque intégralement dans notre législation du 15 février 1902. »

Cette dernière loi de 1902, relative à la protection de la santé publique, qui nous régit actuellement, prescrit d'abord la déclaration obligatoire de tous les cas de variole (article 5, complété par le décret du 10 février 1903) ; elle dit ensuite (article 6) : « La vaccination antivariolique est obligatoire au cours de la première année de la vie, ainsi que la revaccination au cours de la onzième et de la vingt-et-unième année. » Tandis que c'est le médecin qui est chargé de faire la déclaration des cas de variole, pour la vaccination et les revaccinations, ce sont les parents ou tuteurs qui sont tenus personnellement de veiller à l'exécution de la dite mesure.

Voilà d'excellentes dispositions. Malheureusement ces mesures ne sont pas appliquées avec la rigueur qui sérail nécessaire dans tous les cas. Je sais en particulier combien, dans certains grands centres, à Marseille par exemple, il est difficile d'appliquer la loi (en particulier aux étrangers) et combien fréquentes et meurtrières sont encore les épidémies de variole ; tandis que les résultats obtenus sont très remarquables dans les pays où l'obligation de la vaccination et de la revaccination est édictée depuis longtemps et appliquée avec rigueur.

Ainsi, d'après les chiffres communiqués à Surmont par Arnould, en 1891, la variole n'a fait périr que quarante personnes dans tout l'empire allemand, tandis que, à la même date, le chiffre des décès varioliques était cinquante-six fois plus élevé en France, soixante fois plus en Autriche et quatre-vingt-dix-sept fois plus en Italie.

Section III

La vaccination jennérienne antivariolique est un procédé essentiellement scientifique. Mais comme il a eu un point de départ empirique et tout particulier, ce procédé reste propre à la variole ; il est impossible de le généraliser et de l'appliquer aux autres maladies infectieuses. La *vaccination pastorienne* au contraire, scientifique et rationnelle dans son point de départ comme dans ses développements, est une méthode essentiellement *générale* et applicable à toutes les maladies infectieuses.

De tout temps, les cliniciens ont connu les *virus*, c'est-à-dire les agents de transmission des maladies infectieuses ; mais, si on connaissait leur existence, on ne connaissait pas leur nature. Pasteur (c'est la première partie de son œuvre immense) a démontré que ces virus étaient des *microbes*, ou, ont ajouté avec raison ses élèves, les *toxines* (poisons) sécrétées par ces microbes.

Les cliniciens savaient aussi, anciennement, que ces virus donnent, à l'homme qu'ils rendent malade, l'immunité vis-à-vis d'eux-mêmes ; on pouvait penser dès lors que l'inoculation des microbes ou des toxines, qui constituent les virus, conféreraient l'immunité chez les sujets auxquels on les inocule. Mais cette immunité n'était conférée au sujet qu'à condition de le rendre malade : scientifiquement, on ne concevait, avant Pasteur, d'autre moyen de prévenir la rage, la diphtérie ou la fièvre typhoïde, que de donner au sujet bien portant la rage, la diphtérie ou la fièvre typhoïde. C'était l'extension à toutes les maladies infectieuses de procédés analogues à la variolisation ; personne n'y pouvait penser sérieusement à cause des dangers que cela eût fait courir au sujet.

C'est là que se place la seconde grande découverte de Pasteur : il a démontré qu'on pouvait *atténuer* les virus dans des conditions telles que ces virus *ne donneraient plus la maladie* correspondante, mais *conféreraient l'immunité* pour cette maladie. Il a établi scientifiquement les règles pour préparer des virus atténués, qui ne sont plus *pathogènes* et qui sont *vaccinants*, c'est-à-dire des *virus atténués* qui sont ainsi devenus des *vaccins inoffensifs*. Voilà le principe des vaccinations pastoriennes.

C'est avec le microbe du choléra des poules que ce principe de la préparation des vaccins par l'atténuation du virus fut démontré pour la première fois. Le *choléra des poules* (qui n'a rien de commun avec le choléra de l'homme) est une maladie très grave des oiseaux de basse-cour, due à la présence dans le sang d'un microbe particulier, découvert par Toussaint et étudié par Pasteur. On atténue progressivement ce virus par l'action combinée de l'air et de la lumière. Après un mois, les cultures ne tuent plus la poule qu'en deux à trois jours ; enfin, plus tard, elle ne tuent qu'en cinq à six jours ; enfin, plus tard encore, elles ne produisent plus que quelques symptômes, qui disparaissent rapidement, et l'animal est vacciné contre une inoculation virulente antérieure.

La généralité de la méthode a été affirmée immédiatement par la découverte, bien autrement importante au point de vue social, du vaccin contre le charbon. Le *charbon* est une maladie infectieuse, commune à l'homme et aux animaux ; chez l'homme, qui manipule les peaux d'animaux malades, c'est la pustule maligne, l'œdème malin ou la septicémie charbonneuse ; chez les animaux (moutons), c'est le sang de rate. Le charbon est la première maladie infectieuse dont la nature microbienne ait été démontrée. Davaine, en 1863, sous l'influence des idées de Pasteur, montra que les bâtonnets, qu'il avait décrits en 1850, avec Rayer, dans le sang des animaux morts du charbon, sont les agents producteurs de cette maladie. Koch, en 1876, découvrit les spores de cette bactéridie. Pasteur, Joubert et Chamberland cultivèrent ce microbe et reproduisirent la maladie en inoculant ce bouillon.

On connaît les « champs maudits de la Beauce, » dans lesquels tous les moutons mouraient du charbon. Pasteur a montré que, dans la terre de ces champs, il y a des spores charbonneuses, provenant des cadavres d'animaux charbonneux, qu'on y avait enterrés ; ces spores avaient été ramenées par les vers de terre à la surface et avalées par les animaux avec leur nourriture. Pasteur a appliqué à la préparation du vaccin anticharbonneux les mêmes principes que pour le choléra des poules. Seulement, comme les spores de la bactéridie charbonneuse sont très résistantes, il faut, en plus, faire la culture à 47°, température à laquelle les spores ne se forment plus.

Les résultats pratiques de cette vaccination anticharbonneuse furent merveilleux.

Les expériences, faites à Pouilly-le-Port par Pasteur, Chamberland et Roux, sont vraiment historiques : sur un lot de cinquante moutons, vingt-cinq sont vaccinés en deux séances à douze jours d'intervalle, les vingt-cinq autres servent de témoins ; quatorze jours après, les cinquante animaux sont inoculés avec un virus charbonneux fort ; deux jours après, « ainsi que l'avait annoncé Pasteur, » les vingt-cinq moutons vaccinés étaient indemnes et les vingt-cinq témoins étaient morts.

« L'introduction de cette méthode a pu faire disparaître de certains pays les épizooties charbonneuses ; elle a, par contrecoup, rendu beaucoup plus rare, chez l'homme, l'apparition de la pustule maligne. » (Paul Carnot.)

Chamberland a publié des renseignements précis sur les vaccinations pratiquées (depuis 1882 jusqu'au 1er janvier 1894) chez 1 788 677 moutons et 200 962 bœufs : la perte totale sur les moutons (succombant après la vaccination ou dans le courant de l'année) a été en moyenne de 9,4 pour 1 000 et sur les bœufs de 3,4 pour 1 000 ; tandis que, avant l'emploi de la vaccination, les pertes annuelles étaient évaluées à 100 pour 1 000 sur les moutons et à 50 sur les bovidés.

A-t-on jamais rêvé plus magnifique démonstration de l'immense importance sociale que peut prendre une découverte scientifique, tout entière née et développer dans le laboratoire d'un biologiste ?

Section IV

J'ai dit que la découverte des microbes dans les virus infectieux et la découverte de la vaccination par les virus atténués sont indépendantes et nullement solidaires l'une de l'autre, dans l'œuvre magnifique de Pasteur. Ceci est tellement vrai que l'une des plus belles et des plus importantes au point de vue social parmi les applications de cette méthode est certainement la vaccination antirabique (dont la découverte est une des plus grandes gloires de Pasteur), alors que le microbe de la rage est encore très mal connu aujourd'hui et, en tout cas, était absolument inconnu à l'époque où Pasteur en a atténué la virulence et en a fait l'agent d'une puissante et très efficace vaccination.

La rage est une maladie virulente, transmissible par inoculation, toujours produite chez l'homme par la morsure d'animaux enragés, tels que le chien (surtout), le chat, le loup (et, dans les carnassiers sauvages : renard, chacal, hyène…). Les morsures de loups sont particulièrement dangereuses à cause de la profondeur et de la multiplicité des morsures. La rage est aussi observée chez certains herbivores (cheval, âne, bœuf, mouton, chèvre), qui « d'ordinaire mordent rarement, mais deviennent capables de le faire dans les paroxysmes de la rage furieuse et se transmettent ainsi le mal les uns aux autres. »

Sur cent et quelques mordus, traités, de 1887 à 1896, à l'Institut Pasteur, 92 avaient été mordus par un chien ; 5> par un chat ; les autres par un loup, par un bœuf, une vache ou un veau ; par un âne ou un mulet et par un cheval. Il est difficile de déterminer le nombre des cas de rage déclarée, par rapport au nombre des mordus. De diverses statistiques, Ménétrier conclut qu'il y avait (avant le traitement Pasteur) quinze à seize cas de rage sur cent sujets mordus. Pour que l'inoculation ait lieu, il faut que la bave de l'animal enragé pénètre sous la peau de l'homme mordu, soit par une plaie ou excoriation antérieure, soit par la plaie de la morsure elle-même.

La terminaison habituelle de la rage est la mort. Peut-être a-t-on observé, depuis le traitement pastorien, des cas de rage fruste qui ont guéri (Laveran, Roux, Chantemesse) grâce à la vaccination antirabique ; mais, avant la découverte de Pasteur, tout homme atteint de rage pouvait être considéré comme un homme mort. On voit l'importance qu'il y avait à trouver un vaccin antirabique, un moyen de préserver l'homme de cette effroyable maladie.

Seulement ici une nouvelle difficulté surgissait : contre la variole, contre le choléra des poules, contre le charbon, on vaccine le sujet sain, non seulement avant toute manifestation de la maladie à éviter, mais même avant toute pénétration du virus dans l'organisme. Pour la rage, il n'en est plus de même : on ne peut faire agir le vaccin que sur l'individu *déjà mordu*, c'est-à-dire chez un sujet, qui ne présente certainement encore aucune manifestation de la rage, mais qui a déjà reçu le virus rabique dans son milieu intérieur. Il faut agir sur le virus rabique pendant la période que les médecins appellent période d'*incubation* de la maladie, c'est-à-dire dans la période silencieuse qui sépare le moment de la pénétration du virus pathogène et le moment de la première manifestation symptomatique de la maladie.

Pour la rage, la durée de cette période d'incubation est variable. Comme moyenne, Ménétrier conclut, d'un grand nombre de statistiques, que le plus souvent la rage survient dans le cours du deuxième mois après l'inoculation : elle est rare après le troisième et tout à fait exceptionnelle après six mois. La limite inférieure de cette durée est la seule qui nous intéresse au point de vue de la vaccination. « Brouardel cite, comme incubation la plus courte, une observation de Bouley où elle dura sept jours ; les faits de douze jours (Tardieu) et de quatorze sont déjà moins rares. » En fait, il faut compter sur une semaine ou plutôt deux. Il s'agit donc de trouver un vaccin, qui gagne de vitesse le virus rabique et qui agisse sur l'organisme en moins de dix à quatorze jours, qui immunise l'homme mordu avant que le virus rabique soit parvenu aux organes centraux importants (comme le bulbe).

Si donc on se contentait d'atténuer le virus rabique (comme on a fait pour le choléra des poules et pour le charbon), on ferait des vaccins qui, inoculés à l'homme mordu, seraient inoffensifs et ne lui donneraient pas la rage, mais qui agiraient trop lentement et n'empêcheraient pas l'explosion de la rage et par suite la mort du sujet mordu.

Il fallait donc trouver un virus, qui fût à la fois *atténué* au point de vue de l'action pathogène et exalté au point de vue de la rapidité de son action vaccinante. C'est le double problème, à allure contradictoire, que Pasteur a merveilleusement résolu.

En 1881, il montra qu'il est possible d'obtenir des virus rabiques d'intensité différente par des passages successifs dans l'organisme de divers animaux. Ainsi le virus de la rage des rues s'affaiblit en passant sur le singe et s'exalte en passant sur le lapin. On peut ainsi avoir une gamme de virulences progressives, le virus d'un degré inférieur vaccinant pour le virus du degré immédiatement supérieur. D'où, la possibilité de rendre les animaux réfractaires à la rage à l'aide d'inoculations successives et progressivement plus virulentes.

La vaccination antirabique expérimentale était trouvée. Devant une commission de l'Institut composée de Beclard, Paul Bert, Bouley, Vulpian et Villemin (1884), Pasteur montra dix-neuf chiens vaccinés résistant, tous, aux inoculations virulentes, qui firent périr les dix-neuf témoins ; et vingt-trois chiens vaccinés subissant sans effet les morsures de chiens enragés, tandis que les témoins prenaient la rage dans la proportion des deux tiers, durant les deux mois qui suivirent.

Dans toutes les premières expériences, le vaccin était inoculé au chien *avant* la morsure, avant l'inoculation du virus rabique. Pour avoir un vaccin qui agisse *rapidement* sur un sujet *déjà mordu* (l'homme par exemple), Pasteur utilise l'exaltation du virus par le passage chez le lapin. Cette exaltation de la virulence se manifeste par la diminution progressive du temps nécessaire à l'établissement de l'immunité, temps qui, après vingt-cinq passages de lapin à lapin, se maintient définitivement à sept jours. Voilà le virus renforcé au point de vue de la vitesse d'action immunisante.

D'autre part, Pasteur découvre que la dessiccation est un autre moyen d'atténuer le virus rabique au point de vue de son action pathogène, de faire disparaître cette action pathogène, de transformer le virus en vaccin. Avec Chamberland et Roux, il montre que la moelle des lapins, morts enragés après inoculation du virus le plus virulent, perd peu à peu de son activité, si on la soumet à la dessiccation (en évitant la décomposition cadavérique) : la période d'incubation de la rage ainsi provoquée devient graduellement plus longue ; la virulence pathogène huit par s'éteindre complètement après treize ou quinze jours (sans que, bien entendu, la puissance vaccinante ait disparu). On s'arrange alors pour avoir des moelles, de ce virus atténué, à un tel degré de virulence, qu'elles ne donnent jamais la rage et confèrent l'immunité antirabique en moins de quatorze jours.

Les expériences sur les animaux avaient toutes réussi parfaitement. Mais le moment fut solennel quand on dut tenter ce procédé de vaccination chez l'homme. Un enfant de neuf ans, Joseph Meister, qui avait été mordu le 4 juillet 1885 à la jambe et aux cuisses par un chien enragé, fut adressé à Pasteur par Weber de Villé. Les blessures étaient profondes. Vulpian et Grancher, consultés par Pasteur, le pressèrent d'essayer, sur cet enfant qu'ils considéraient comme voué à la mort, la méthode qui réussissait constamment chez les chiens. Le jeune Meister survécut. Par la suite, les cas se multiplièrent et, avec eux, les succès ; mais il y eut aussi des insuccès, surtout chez les sujets mordus par des loups. Pasteur imagine alors la méthode *intensive*, qui consiste à inoculer toute la série des moelles dans un espace de temps beaucoup plus court. Pour le traitement antirabique habituel, on injecte, le plus tôt possible après la morsure de l'animal enragé, une émulsion de moelle de lapin inoculé, desséchée depuis quatorze jours ; puis, on fait des injections successives d'émulsions de moelle de treize, douze, onze jours, etc., en injectant finalement la moelle de trois jours…

Je ne connais pas de plus merveilleux exemple d'une découverte scientifique dont toutes les étapes se succèdent dans un ordre logique admirable ; rien n'étant laissé au hasard ni à l'improvisation : dans ces cas, vraiment, le génie est peut-être une longue patience, mais au service d'une intelligence hors de pair.

Il faut donc que tout le monde comprenne et admette bien la nécessité de recourir au traitement pastorien (dans un Institut organisé pour cela) dans *tous les cas* où un sujet a été mordu par un animal enragé et *le plus tôt possible* après la morsure.

Cette règle, très nette et indiscutable aujourd'hui, n'exclut pas d'autres soins consacrés par la clinique ancienne.

Pace a montré, en 1903, que le virus persiste longuement dans le siège de la morsure. Il faut donc essayer de l'y atteindre et l'y détruire avant sa pénétration dans l'organisme : par le nettoyage de la plaie et par la cautérisation au fer rouge.

Quand il est possible d'intervenir au moment même de la morsure, il faut laver la plaie, l'exprimer pour faire sortir le sang et en même temps la bave, pratiquer la succion et, quand le siège de la lésion le permet, appliquer sur le membre un lien constricteur qui arrête le cours du sang veineux et favorise son écoulement au dehors. Puis, dans la *première heure* qui suit la morsure, il faut cautériser au fer rouge (que Celse préconisait déjà). Les caustiques puissants, beurre d'antimoine, acide sulfurique, sont également efficaces ; mais il faut absolument rejeter tous ceux dont l'action ne s'exerce qu'en surface, tels que le nitrate d'argent, l'ammoniaque, l'acide nitrique, etc., encore trop souvent employés.

Enfin à tous ces moyens il faut ajouter toutes les [mesures publiques de police et de prophylaxie sociales. « L'exemple de l'Allemagne, où de semblables précautions ont amené, sinon la disparition complète de la maladie, du moins une diminution considérable des cas observés, est à ce point de vue particulièrement encourageant. On doit donc tout spécialement insister sur l'application de ces mesures : destruction des chiens errants, qui propagent le mal ; abatage, non seulement des animaux enragés mais encore de tous ceux qui ont été mordus par eux ou par des animaux suspects ou à tout le moins, pour ces derniers, isolement rigoureux pendant une période de temps excédant la plus longue durée de l'incubation rabique. (Menetrier.)

Section V

Il y a une autre méthode de vaccination, aussi générale et scientifique que la précédente : c'est la *sérothérapie préventive* ou *vaccination par un sérum thérapeutique*, méthode dérivée des travaux des élèves de Pasteur, comme la vaccination par les virus atténués dérive des travaux de Pasteur lui-même. Voici le principe de cette méthode, dont nous verrons ensuite les applications importantes pour prévenir la diphtérie et le tétanos. : Quand un virus pénètre dans un organisme et l'infecte, il y provoque la *fonction de défense*, fonction générale de défense contre tout étranger, ce que j'ai appelé la *fonction antixenique*. Ainsi se développe dans le sang du sujet contaminé un principe, antagoniste du principe pathogène. Les médecins appellent, dans ces cas, *antigène* le virus inoculé et *anticorps* la substance antagoniste, qui circule, dissoute, dans le sang et spécialement dans la partie liquide du sang que l'on appelle le *sérum*.

Ce sérum, ainsi préparé et contenant l'anticorps de ce virus particulier, est devenu un sérum thérapeutique contre cette même maladie ; c'est-à-dire que, extrait de l'animal inoculé et injecté à un autre animal ou à un homme atteint de cette même maladie, il aide puissamment le malade à guérir : il combat victorieusement le virus antigène primitif, *hors* du premier animal inoculé comme chez ce premier animal inoculé.

Ce même sérum thérapeutique, — qui, inoculé à un animal malade, le guérit de cette maladie, — inoculé a un animal sain, l'immunise contre cette même maladie, le préserve de cette maladie, le vaccine contre cette maladie.

En somme, avec cette méthode, on n'inocule pas à l'animal sain un vaccin tout prêt (comme pour la variole) ni un virus atténué (comme pour le charbon ou la rage) ; on lui inocule le sang d'un autre animal préalablement inoculé et immunisé. Dans c. cl ordre d'idées, Maurice Raynaud a été un précurseur, quand, en 1877, il inocula, à une génisse neuve, du sang d'un animal porteur de pustules de vaccin jennérien arrivées au sixième jour ; huit jours après, le vaccin échoua chez cette génisse.

En 1888, MM. Richet et Héricourt et, en 1890, Bouchard et Charrin firent des expériences analogues avec le staphylocoque pyosepticus et avec le bacille pyocyanique (du pus bleu).

Mais, le principe de la sérothérapie préventive a été réellement établi par les études expérimentales de Behring et Kitasato (1890) sur le tétanos et la diphtérie et enfin par les travaux de Houx, qui, au Congrès de Budapest, en 1894, montra définitivement l'action thérapeutique merveilleuse du sérum antidiphtérique.

La *diphtérie*, que l'on appelle *croup* quand elle est localisée sur le larynx, est une maladie infectieuse, contagieuse, qui était, à juste titre, la terreur de toutes les mères de famille avant la découverte du sérum guérisseur. Cette maladie se manifeste sur la gorge (amygdales, voile du palais) par des fausses membranes, dans lesquelles on découvre un bacille spécial, vu par Klebs (1883), cultivé (1884) par Löffler, dont il a gardé le nom, quoique ce soient Roux et Yersin qui aient établi, en 1888, son rôle spécifique dans la production de la diphtérie.

La diphtérie est une maladie extrêmement grave : avant la découverte du sérum antidiphtérique, la moitié des malades atteints mourait ; au pavillon de la diphtérie à l'hôpital des Enfants Malades, la mortalité, de 1890 à 1893, oscillait de 47, 64 à 55, 88 p. 100. De 1890 à 1894, il y a eu, à Paris, chaque année, une moyenne de 1 432 décès causés par la diphtérie ; et, dans la France entière, pour une population de 12 700 000 individus, qui représentent l'ensemble des villes de plus de 5 000 habitants, il y avait annuellement, avant 1894, entre 6 000 et 7 000 décès par la diphtérie (Louis Martin). On voit par ces chiffres l'importance de la découverte du sérum antidiphtérique, qui peut être employé pour guérir et pour prévenir cette terrible maladie. Voici le principe de sa préparation.

Avec les bacilles de Löffler, on prépare la toxine diphtérique (poison du bacille) et on inocule cette toxine au cheval à des doses, d'abord très faibles (incapables de tuer le cheval le plus sensible), puis successivement à des doses graduellement plus fortes. On immunise ainsi le cheval contre la diphtérie, tout en évitant de le rendre trop malade. Quand le cheval est ainsi préparé, le sérum de son sang contient en grande ; quantité l'*antitoxine* diphtérique c'est-à-dire l'anticorps ou l'antidote de l'antigène diphtérique. On saigne alors le cheval : on prend vingt à vingt-cinq litres de sang (ce qui correspond à douze litres de sérum) ou bien on fait une série de saignées plus faibles (six litres) avec de nouvelles injections. Le sérum ainsi préparé, injecté à l'homme diphtérique à la dose de dix ou vingt centimètres cubes, suivant une technique que tous les médecins connaissent très bien aujourd'hui, a des effets curatifs merveilleux.

Depuis 1804, la mortalité ! au pavillon de la diphtérie à l'hôpital des Enfants Malades, est tombée de 51,11 à 8,9 en moyenne, pour 100 ; et, dans ces villes de France où nous avons vu la diphtérie causer 6 à 7 000 décès dans un an avant 1894, elle n'en produit plus que de 1 500 à 2 000. On peut aussi (et c'est le côté qui nous intéressé ici) employer ce *sérum* antidiphtérique pour un but prophylactique, c'est-à-dire l'injecter à un individu sain pour l'empêcher de contracter la diphtérie.

Dès 1894, on fit des injections préventives. Cette pratique fut ensuite discutée après quelques accidents, mais, depuis lors, après des études approfondies, la question a été parfaitement mise au point et, le 28 avril 1902, l'Académie de médecine a voté les propositions suivantes que tout le grand public doit bien connaître :

1° Les injections *préventives* de sérum, à la dose de cinq ou au plus dix centimètres cubes, ont une action manifeste ; elles produisent l'immunisation chez les enfants exposés à contracter la diphtérie. Elles n'ont jamais donné lieu à des accidents sérieux et produisent tout au plus, dans un certain nombre de cas, des éruptions passagères, plus rarement encore quelques douleurs articulaires. Malheureusement, la période d'immunisation n'a qu'une durée peu prolongée, trois ou quatre semaines au plus. Dans des cas rares, malgré l'injection, la diphtérie est survenue ; elle était particulièrement bénigne.

2° Les injections de sérum sont particulièrement indiquées dans les familles où s'est développé un cas de diphtérie, pour préserver de la contagion les autres enfants. 3° Les injections préventives sont également indiquées pour les enfants appartenant à une agglomération (école, crèche, salle d'hôpital) dans laquelle a été signalé un cas de diphtérie...

4° La pratique des injections préventives ne dispense nullement des autres mesures prophylactiques : désinfection et isolement ; mais elle les rend à la fois plus faciles et plus efficaces.

Le *tétanos* est une maladie virulente, commune à l'homme et aux animaux. Extrêmement grave (puisqu'on estime à 70 p. 100 la mortalité moyenne), le tétanos est produit par la pénétration dans l'organisme humain d'une toxine sécrétée par un bacille spécial, bacille de Nicolaïer (1884), cultivé par Kitasato (1889).

Assez fragile sous sa forme de bacille, ce microbe est au contraire extrêmement résistant sous la forme de spores.

La *terre* est « le réceptacle par excellence » du microbe tétanique : sa présence est « presque constante dans la terre des rues, la terre végétale, notamment celle des jardins et des champs soumis à la fumure. » En second lieu, comme habitat de prédilection, il faut signaler les excréments des herbivores (chevaux). « Du sol où il abonde, le microbe s'introduit avec les fourrages dans le tube digestif de l'animal et y pullule ; de l'animal, il revient au sol, revivifié et accru de nombre ; » ce qui explique la « quasi-constance du bacille dans le sol des fermes, des écuries, etc. » (Vaillard.)

Ce sont surtout les plaies des extrémités (pieds, mains) qui exposent à l'infection tétanique, surtout quand la plaie a été en contact avec les milieux habituels du bacille de Nicolaïer.

La préparation du sérum antitétanique est fondée sur les mêmes principes que la préparation du sérum antidiphtérique. On immunise le cheval avec la toxine provenant des cultures du bacille tétanique en injectant d'abord des doses, progressivement croissantes, de toxine mélangée avec une solution iodoiodurée ; puis des doses croissantes de toxine pure. On finit par obtenir un sérum d'une activité telle que un cent millième de centimètre cube neutralise *in vitro* cent doses mortelles de toxine. Malgré cette puissance extraordinaire d'action antitoxinique (qui dépasse de beaucoup celle du sérum antidiphtérique), ce sérum est très peu utilisé et très peu utilisable pour le traitement curatif du tétanos : cela vient de ce que le diagnostic du tétanos ne peut être posé qu'au moment des contractures, c'est-à-dire à une période où le poison tétanique a déjà envahi toute l'économie et spécialement les centres nerveux. Mais, à titre *préventif*, le sérum antitétanique doit cire employé et rend de très réels services. En médecine vétérinaire, la chose est absolument démontrée depuis le premier travail de Nocard en 1897. Vaillard a réuni les statistiques de huit vétérinaires, portant sur 13 124 animaux vaccinés contre le tétanos avant une opération chirurgicale (souvent suivie de tétanos) ou immédiatement après un traumatisme (particulièrement dangereux à ce même point de vue) : *pas un seul* de ces 13 124 animaux n'a contracté le tétanos.

Chez l'homme, la question a été et est encore discutée. Sans contester l'action utile de l'injection préventive du sérum, on a dit que le tétanos est aujourd'hui très rare si la plaie initiale est soigneusement aseptisée ; puis (c'est ce qui a le plus impressionné, encore tout récemment, à la Société de chirurgie), on a signalé des accidents graves après l'injection de sérum antitétanique, alors que le traumatisme initial était insignifiant.

Malgré tout, avec Vaillard et avec la très grande majorité des chirurgiens, je conclurai que le sérum antitétanique est un des meilleurs moyens, mais non le moyen strictement suffisant pour supprimer le tétanos ; il ne préserve pas toujours infailliblement ; mais il aide l'organisme dans sa défense contre un tétanos possible et éventuel.

Donc, et sans négliger aucune des précautions nécessaires pour l'antisepsie de la plaie, il faut injecter du sérum antitétanique, toutes les fois que le traumatisme a atteint une extrémité et que la plaie a été souillée par de la terre.

Nous voilà en possession de deux méthodes, récentes et scientifiques, pour immuniser préventivement l'homme contre une maladie donnée : la vaccination par le virus atténué (charbon, rage) et la vaccination par le sérum d'un animal infecté (diphtérie, tétanos). Pour certaines maladies infectieuses comme la *peste*, on peut employer l'une ou l'autre méthode suivant le cas, ou, d'autres fois, l'une et l'autre méthode (*séro-vaccination*). De récents exemples (à Alger, à Marseille) ont montré que la peste n'est pas exclusivement observée en Extrême-Orient et dans les fables de La Fontaine : la question de la vaccination antipesteuse ne doit pas laisser indifférent le public français. Ed. Dujardin-Beaumetz a bien résumé l'histoire des diverses tentatives faites pour prévenir la peste chez les sujets sains exposés à la contagion.

On a d'abord pensé à une méthode que, par analogie avec la variolisation, on pourrait appeler la *pestisation*. L'idée, émise par Wesprani en 1755 et Samoïlowitz en 1781, fut réalisée, en 1803, à Constantinople, par Valli, qui inocula vingt-quatre personnes avec un mélange de pus pesteux et de lymphe variolique (qu'il pensait de nature à atténuer la virulence de la peste) ; Sola à Tanger, en 1818, inocula du virus pesteux associé à de l'huile : enfin, en 1824, Ceruti, en Egypte, inocula la peste à six personnes : cinq moururent. On renonça au moyen (comme on avait renoncé à la variolisation).

Quand Yersin découvrit, en 1894, à Hong-Kong, le microbe de la peste, Roux, Calmette et Borel firent, en 1895, à l'Institut Pasteur, avec les premières cultures de ce microbe, des essais de vaccination sur les animaux de laboratoire.

En employant des cultures, tuées par un chauffage à 60°, ils réussirent à vacciner des animaux et constatèrent que le sérum de ces animaux jouissait de propriétés préventives et curatives dans l'infection pesteuse expérimentale. Des lors, les chevaux furent immunisés pour fournir le sérum nécessaire au traitement de la peste humaine. Voilà un premier moyen de vacciner l'homme contre la peste : la sérothérapie préventive. On a aussi préparé des vaccins par atténuation du virus, soit en chauffant les cultures (Haffkine 1897-1900), soit en traitant les corps microbiens par des substances chimiques (Zuwig et Galeotti 1897), soit en faisant vieillir les cultures (Yersin 1900), soit en combinant divers procédés d'atténuation (Kolle, Otto, Hetsch, Strong, 1903-1907).

Ce vaccin n'agit que lentement : l'animal n'est immunisé qu'après un temps qui varie de quatre à douze jours ; pendant cette période, le sujet vacciné est même plus sensible qu'à l'état normal à l'inoculation pesteuse. Alors on combine les deux méthodes (sérovaccination Calmette et Salimbeni) : on mélange une petite quantité de sérum antipesteux aux cultures tuées ; de cette façon, l'immunité conférée par le sérum met le vacciné, pendant cette période dangereuse, à l'abri d'une atteinte de peste possible. C'est le procédé à employer, en plein foyer pesteux, ou dans un pays où la peste est à l'état endémique comme l'Inde et le Brésil en fournissent l'exemple. Le sérum de l'animal immunisé, employé seul (sans vaccin), agit plus vite que le vaccin ; mais son action est courte et ne peut pas être prolongée par de nouvelles injections de sérum à cause des accidents que pourrait entraîner la répétition des injections sériques. La sérothérapie préventive doit donc être réservée aux cas, dans lesquels on a besoin de conférer, contre la peste, une immunité rapide et de courte durée, par exemple si la peste éclate à bord d'un bateau. Dans ce cas, l'équipage et les passagers recevront une injection de dix centimètres cubes de sérum et débarqueront, sans être soumis à aucune quarantaine. Cette simple intervention les mettra sûrement à l'abri d'une infection, qu'ils auraient pu contracter à bord du navire contaminé.

En tout cas, malgré l'utilité incontestable de ces vaccinations antipesteuses, il ne faut pas négliger les autres procédés prophylactiques et notamment l'extermination des rats, seuls propagateurs de cette maladie.

Les exemples précédons suffisent à faire comprendre les différe n s modes de vaccination : procédés empiriques (variole), procédés par les virus atténués (charbon, rage), procédés par le sérum d'un animal immunisé (diphtérie, tétanos), procédés mixtes de sérovaccination (peste). Je crois donc inutile de parler des autres maladies contre lesquelles on peut encore immuniser l'homme par un des procédés précédents, comme la *méningite cérébrospinale*, la *dysenterie*, etc. Mais je dois parler encore, en terminant, de la vaccination contre la *fièvre typhoïde*, qui est une des plus récentes et des plus brillantes applications de la doctrine générale des vaccinations.

Section VI

La fièvre typhoïde,[1] due à la pénétration dans l'organisme du bacille d'Eberth, est peut-être la maladie infectieuse aiguë la plus répandue. Elle cause annuellement en France plus du 6 000 décès en moyenne, soif environ 100 000 en ces dix-sept dernières années. Notre pays est plus particulièrement atteint ; elle y cause 27,6 décès pour 100 000 habitants, tandis qu'elle n'en cause que 17,5 en Angleterre et 10,3 en Allemagne. Endémique dans certaines villes, elle se manifeste en plus « sous forme d'explosions massives brusques, soudaines, dues à l'adultération des eaux de boisson. » Elle frappe surtout les jeunes gens et « notre armée lui paie toujours un tribut sérieux. L'Algérie-Tunisie est sa terre de prédilection. Elle y revêt souvent une gravité exceptionnelle. Il en est de même au Maroc. »

On a multiplié dans ces dernières années les moyens de réduire le plus possible le nombre des cas de fièvre typhoïde : surveillance et purification de l'eau de boisson… On a obtenu certainement des résultats, et c'est une voie dans laquelle il ne faut évidemment pas se lasser de continuer à travailler. Mais les résultats, obtenus de ce côté, sont encore insuffisants et on comprend l'intérêt que tout le monde doit porter à l'étude d'un vaccin contre la fièvre typhoïde, d'un moyen pour préserver nos jeunes gens de cette terrible maladie.

Beumer et Peipper d'abord, Chantemesse et Widal (1888-1892)

1   Voyez, les communications du professeur Vincent à l'Académie de médecine et la Revue de ses élèves Louis et Combe.

ensuite, ont vacciné les animaux de laboratoire avec des cultures atténuées de bacilles d'Eberth. Mais la découverte de la vaccination antityphique de l'homme a été faite en 1896, simultanément, par Pfeiffer et Kolle en Allemagne et par A.-E. Wright en Angleterre. Parmi les travaux français qui ont suivi et mis vraiment la question au point, je citerai ceux de Chantemesse, de Metchnikoff et surtout ceux du professeur Vincent du Val-de-Grâce, qui a entrepris un véritable et fécond apostolat de conférences dans les principales villes de France.

La vaccination contre la fièvre typhoïde est une vaccination pastorienne (par virus atténué). Généralement, on tue les bacilles par la chaleur (Pfeiffer et Kolle, Wright, Russell, Chantemesse). H. Vincent utilise les extraits par l'éther de bacilles vivants. Metchnikoff atténue la virulence des bacilles vivants en les faisant passer par le cheval… Pour le vaccin antityphique, il y a une particularité à signaler : le bacille d'Eberth, cause de la fièvre typhoïde, n'est pas toujours absolument identique à lui-même. Il y a plusieurs races de bacilles typhiques ; il y a ce que l'on appelle les bacilles paratyphiques, qui produisent, chez l'homme, des maladies très analogues à la fièvre typhoïde et dont il faut aussi garantir nos jeunes hommes.

Alors on prépare le vaccin en employant des microbes de diverses races typhiques et paratyphiques, et on a ainsi ce que l'on appelle un vaccin *polyvalent* : le vaccin de Vincent, généralement employé en France, est un vaccin polyvalent. Pour vacciner, on fait trois à quatre ou cinq injections, de huit en huit jours.

Les effets immédiats de la typhovaccination sont en général insignifiants : j'ai vu plusieurs personnes continuer leurs occupations ordinaires, comme avaient fait les infirmiers du Val-de-Grâce vaccinés par Vincent : trois à dix pour cent des sujets, jeunes et bien portants, qui sont vaccinés contre la fièvre typhoïde, ont une légère fièvre, un peu de céphalée, de la courbature, pendant quelques heures ; tous symptômes beaucoup moins accusés que ceux que détermine le vaccin jennérien chez les sujets qui le reçoivent pour la première fois. En tout cas, il n'y a jamais d'accident grave : on peut considérer le vaccin anti-typhique comme *inoffensif*. Il est non moins certain qu'il est *efficace*.

L'expérience clinique, sur ce point, porte déjà sur un grand nombre de cas : la vaccination antityphique a été d'abord appliquée aux troupes anglaises pendant la guerre du Transvaal, en Egypte, à Chypre, à Malte, à Gibraltar ; dans l'Inde, elle est devenue tellement populaire que presque tous les militaires demandent à se faire inoculer : « le lieutenant-colonel Firth signale que, dans certains régiments, la proportion des vaccinés volontaires est de 80 à 90 pour 100 ; dans quelques-uns, le chiffre est même de 100 pour 100 ; le nombre des militaires vaccinés dans l'armée anglaise dépasse actuellement 150 000. Les Russes ont vacciné leurs médecins, infirmiers et infirmières dès le début de la guerre de Mandchourie ; 7 287 officiers ou soldats allemands ont été vaccinés lors de la campagne contre les Herreros. Dans l'armée américaine, la vaccination est adoptée depuis 1909, et le général Wood, chef d'état-major de l'armée, après s'être fait vacciner lui-même, a prescrit, le 28 août 1911, que la vaccination antityphique, jusque-là facultative, fut *obligatoire* pour tous les militaires, officiers et soldats, âgés de moins de quarante-cinq ans. La flotte américaine a adopté la même mesure. On vaccine les recrues, au bras droit avec le vaccin jennérien et au bras gauche avec le vaccin antityphique. En 1909, l'armée japonaise comptait 27 772 militaires vaccinés contre la fièvre typhoïde.

En somme, on peut bien dire, avec Vincent, que la vaccination antityphique a presque fait le tour du monde avant d'être enfin adoptée dans la patrie de Pasteur ! En France, il y a eu une série de discussions très importantes, à la suite desquelles l'Académie de médecine a déclaré, le 21 février 1911, « qu'il y a lieu de recommander l'emploi facultatif de la vaccination anti-typhique, comme un moyen rationnel et pratique de diminuer, dans des proportions sensibles, la fréquence et la gravité de la fièvre typhoïde, en France et dans les colonies. »

MM. Chantemesse et Vincent sont partis, au commencement de l'été 1911, pour le Maroc (où la fièvre typhoïde sévissait, tout particulièrement à cette époque de l'année, dans notre armée d'occupation) et ont fait, l'hiver dernier, des communications du plus haut intérêt à l'Académie de médecine.

Le 18 mai 1912, le ministre de la Guerre a prescrit l'emploi de la vaccination antityphique, à titre facultatif, dans l'armée métropolitaine ainsi qu'en Algérie, Tunisie et au Maroc.

Les résultats paraissent avoir été partout excellents et s'améliorent encore constamment, au fur et à mesure que la technique de la vaccination se perfectionne. Pendant la guerre anglo-boer, dans les troupes anglaises assiégées à Ladysmith, il y a eu cinq fois moins de cas chez les vaccinés que chez les non vaccinés ; dans l'Inde, les typhovaccinations ont diminué les malades des deux tiers et le lieutenant-colonel Kirth déclare que jamais, dans aucun pays, ni pour aucune maladie infectieuse, on n'avait constaté de résultats aussi merveilleux que ceux qu'a déterminés l'emploi de la vaccination antityphique dans l'armée anglaise. Dans la campagne des Allemands contre les Herreros, la fièvre typhoïde a été deux fois moins fréquente chez les vaccinés. En Amérique, la vaccination a rendu la fièvre typhoïde quinze fois moins fréquente ; il en est de même dans l'armée japonaise (quatorze fois).

Au mois d'août 1911, de larges applications de la méthode ont été faites au Maroc sur nos troupes stationnées dans le Nord-Est (Oudjda, Taourirl…) dans des conditions très défavorables : en pleine période épidémique, chez des hommes fatigués par la campagne et par la température accablante qui régnait à cette époque ; toutes les conditions d'infection par l'eau potable, par les mouches, par la contagion interhumaine… se trouvaient accumulées. « Les militaires, dit Vincent, inoculés avec les vaccins polyvalens du laboratoire du Val-de-Grâce, ont *tous été* et *demeurent* encore, à la date d'aujourd'hui (juin 1912) *entièrement protégés* ; pas un seul cas de fièvre typhoïde ou même d'embarras gastrique, fébrile n'a été constaté chez eux. Un certain nombre d'officiers ou de soldats ont été vaccinés avant leur départ pour Casablanca, Rabat, Fez… aucun d'entre eux n'a davantage contracté la fièvre typhoïde, alors que quatorze hommes sur cent non vaccinés ont, dans les camps marocains, contracté la maladie, alors que beaucoup d'entre eux ont succombé. Les mêmes beaux résultats ont été constatés chez les nombreuses personnes vaccinées à l'aide du vaccin polyvalent, en France, en Algérie-Tunisie, ainsi qu'à l'étranger.

A la suite de ces résultats, les militaires se sont inscrits avec un véritable enthousiasme pour être inoculés. Pendant les derniers mois, dit Vincent le 14 mai 1912, il m'a été demandé du vaccin pour 35 000 personnes. Le nombre des personnes ainsi immunisées dépasse actuellement cinq mille.

Ces cinq mille vaccinations, qui comportent plus de vingt mille injections de doses vaccinantes, ne se sont accompagnées d'aucun incident anormal.

On voit que les résultats obtenus avec la vaccination antityphique ont été excellents, et en tout cas toujours inoffensifs, même quand la vaccination a été pratiquée *en pleine épidémie* ; il ne faut donc pas hésiter a vacciner toutes les personnes au-dessous de trente à trente-cinq ans qui se trouvent dans une maison où éclate un cas de fièvre typhoïde ou même dans un pays où la fièvre typhoïde est à l'état d'épidémie actuelle ou à l'état d'endémie habituelle.

Si le sujet est déjà en incubation de la maladie, le vaccin n'empêchera pas la fièvre typhoïde de se déclarer et d'évoluer, car l'immunité ne parait assurée que dix à quinze jours après la dernière injection de vaccin. Mais, même dans ces cas, l'influence du vaccin est plutôt favorable à l'évolution de la maladie, qui est alors bénigne, ou toujours moins grave que si le sujet n'avait pas été vacciné.

Vincent a même observé un cas expérimental très curieux, dans lequel le vaccin a fait avorter, a empêché d'éclater une fièvre typhoïde, quoique inoculé pendant l'incubation de la maladie : un jeune homme avale, par mégarde, dans le laboratoire, au moins deux centimètres cubes de culture en bouillon de bacille d'Eberth. Habituellement, une pareille ingestion donne la fièvre typhoïde, et on a même publié des cas mortels de fièvre typhoïde contractée de cette manière. Chez le jeune homme du laboratoire, on fit la première injection de vaccin antityphique vingt-quatre heures après l'ingestion infectante et la cinquième injection, vingt-huit jours après l'ingestion du bacille typhique. « Ce jeune homme a échappé à la fièvre typhoïde qui l'attendait sûrement, et peut-être à la mort ! »

Il n'y a qu'un point qui reste encore non élucidé (et on comprend facilement pourquoi) : c'est la *durée* de l'immunité ainsi conférée par le vaccin antityphique.

Quoi qu'il en soit, cette vaccination reste une des plus brillantes et des plus utiles conquêtes de la médecine contemporaine : en attendant l'obligation légale qui devra être promulguée bientôt, comme a été promulguée celle du vaccin jennérien, les pères et mères de famille sont prévenus qu'ils *doivent* faire vacciner leurs enfants contre la fièvre typhoïde comme ils doivent les faire vacciner contre la variole. Les âges d'élection sont seulement différents : vu l'âge où la fièvre typhoïde est le plus fréquente, cette vaccination devrait, ce me semble, être pratiquée d'abord à sept ans et renouvelée à dix-huit et à vingt-huit ou trente ans (ceci sous réserve de ce que l'avenir apprendra sur la durée de l'immunité ainsi acquise).

Comme *conclusion* générale, je fais remarquer l'extension énorme qu'a prise ce chapitre des vaccinations.

Au point de vue social, les vaccinations se divisent en deux groupes : 1° celles qui sont ou doivent être obligatoires pour tout le monde : vaccination antivariolique (à la naissance, à onze et à vingt et un ans), vaccination antityphique (à sept, dix-huit et vingt-huit ans) ; 2° celles qui ne sont obligatoires que pour les sujets exposés par des circonstances particulières à une contagion accidentelle : vaccination antidiphtérique, vaccination antipesteuse, vaccination anticharbonneuse, vaccination antirabique, vaccination antitétanique.

ISBN : 978-1981595235

www.ingramcontent.com/pod-product-compliance
Lightning Source LLC
Chambersburg PA
CBHW070932220526
45468CB00005B/1745